W0389931

# Inhalt

# Intervallfasten: schnell & effektiv abnehmen ohne Jo-Jo Effekt – Mit intermittierendem Fasten den Körper entgiften inklusive 30 Rezepten zum Nachkochen

Autor: Tobias Münzer

# Einführung

Laut der Weltgesundheitsorganisation WHO sind über zwei Milliarden Menschen übergewichtig.
Das bedeutet, dass jeder vierte Erdenbewohner übergewichtig ist.
Es wird sogar geschätzt, dass jeder zehnte Mensch fettleibig bzw. stark fettleibig ist.

Wenn wir uns dann noch zu Gemüte führen, in welchem Zeitraum die Großzahl der Menschen an Übergewicht zugenommen hat, dann wird das Problem unserer Zeit eindeutiger:
In den letzten 50 Jahren hat sich die Zahl der übergewichtigen Menschen verdoppelt.
Noch nie in einer Epoche wurde die Menschheit so dick wie zu unserer Zeit.
Der Trend sieht für die Zukunft noch besorgniserregender aus.

Vor dieser Zeit war das Übergewicht noch gar nicht so verbreitet.
Erst durch die Neuzeit begann die stetige Gewichtszunahme der Weltbevölkerung. Wenn wir die Menschen aus der Steinzeit betrachten, dann war das so, dass diese Menschen weder Extrapfunde noch Speckröllchen mit sich herumtrugen.

Ihre Nahrung war natürlich und nicht mit Zusatzstoffen vollgestopft.
Auch konnten Sie nicht immer regelmäßig essen, da man nie genau wusste, wann wieder ein Mammut erlegt werden kann.
Falls die Jagdtruppe keinen Erfolg hatte, dann musste eben die gesamte Gruppe bis zum nächsten Tag hungern.
Es war ein ständiger Kampf ums Überleben.

Wenn wir uns jetzt vor Augen führen, dass eine kleine Gruppe von Menschen wilde Tiere erlegen konnte, dann stellt sich natürlich die Frage, wie stark und fit die Menschen wohl damals sein mussten, denn einen Mammut zu erlegen hört sich wie eine Herkulesaufgabe an.
Doch die Antwort ist sehr simpel:
Die früheren Homo Sapiens waren auf das kurz Fasten optimal eingestellt.
Heutzutage nennen wir dieses Prinzip auch intermittierendes Fasten oder auch Intervallfasten.
Hinter diesem Begriff steckt ein sehr ausgeklügeltes Prinzip, was eben auf genau auf unsere ursprüngliche Ernährungsform zurückzuführen ist.
Der Stoffwechsel der damaligen Menschen war es gewohnt, nur zu bestimmten Uhrzeiten zu essen.

In der übrigen Zeit wurde unter Nahrungsverzicht gelebt, doch geschadet hat es offenbar nicht.
Es hat die Menschen zu der Zeit nicht geschwächt, ganz im Gegenteil: dieses Kurzfasten, das manchmal ein paar Tage andauern konnte, machte die Steinzeitmenschen fitter und agiler.
Anhand eines Beispiels werden Sie auch sofort erkennen, warum.

Wenn Sie zu Mittag essen, sind Sie nach einer kurzen Zeit satt, meistens sogar müde und unkonzentriert.
Das liegt daran, dass unser Körper einen Teil seiner Energie dafür nutzen muss, um die zugeführte Nahrung in seine Bestandteile zu zersetzen und sie zu verdauen.
Das bedeutet wiederum, dass Ihnen nicht mehr Ihre volle Energie zur Verfügung steht.
Egal was Sie essen, ob Snack oder eine Hauptmahlzeit, Sie rauben sich somit selbst die Energie.
Das ist aber nicht das einzige Problem.
In unserer heutigen Zeit haben wir sofortigen und ständigen Zugang zur Nahrung.
Wir müssen nicht einmal mehr zu einem Supermarkt gehen.
Es gibt mittlerweile viele Lieferdienste, die den Kunden den Einkauf nach Hause fahren.
Wir haben also das Problem, dass wir uns zu jederzeit vollstopfen können.

Wir haben aufgehört, immer weniger auf unser instinktives Hungergefühl zu hören und ignorieren unser Sättigungsgefühl komplett.
Die Folge ist, dass unser Stoffwechsel ununterbrochen läuft und ähnlich wie ein Motor, der zu lange in der Dauerschleife war, außer Kontrolle gerät und dadurch „kaputt“ geht.
Diabetes, Herz-Kreislauf-Störungen, Bluthochdruck, Adipositas und weitere Erkrankungen stellen sich dann ein.
Um diesen Problemen zu entgehen, kommt das intermittierende Fasten ins Spiel.
Mithilfe dieses Fastenkonzepts werden Sie lernen, mehr auf Ihren Körper und Ihren Stoffwechsel zu hören.
Sie werden Schritt für Schritt lernen, wie Sie sich gesünder und bewusster ernähren können, ohne dabei Ihren Hungerattacken zu verfallen.
Vielmehr wird es sogar so sein, dass Sie gar nicht mehr das Interesse verspüren werden, impulsiv etwas zu essen.
Das bedeutet also auch, dass das schlechte Gewissen nach einer solchen impulsiven Hungerattacke nicht mehr auf Ihnen lasten wird.
Entgegen vieler Mythen müssen Sie bei dieser Diät aber nicht befürchten, tagelang zu hungern oder irgendwelche Lebensmittel komplett aus Ihrem Leben zu verbannen.

Ich verspreche Ihnen sogar, dass Sie definitiv keinen extremen Hunger verspüren werden.
Sie haben mein Wort!
Ich kann Ihnen sogar sagen, dass Sie gesättigt Ihren Alltag bestreiten und zudem noch Ihre Fettverbrennung ankurbeln werden.
Sie werden zudem ein besseres Körpergefühl haben und Ihre Agilität und Ihre Konzentrationsfähigkeit werden sich merklich verbessern.
Sie werden also viel gestärkter zu Werke gehen und ganz neue Leistungen aus sich und Ihrem Körper herausholen.
Sie werden neue physische und psychische Grenzen an sich entdecken, die Sie befeuern werden, weiterzumachen und die Diät durchzuziehen.

## Was sich hinter dem Konzept verbirgt

Der Begriff „Intermittent Fasting“ kommt aus dem Englischen und bedeutet so viel wie „unterbrochenes Fasten“.
Es handelt sich hierbei um einen Ernährungsansatz, bei dem es je nach Methode unterschiedlich lange Fastenphasen und Essensphasen gibt.
Dies hat zum einen den Vorteil, innerhalb kurzer Zeit viel zu essen, so entsteht kein Hungergefühl und man ist für einen sehr langen Zeitraum satt.
Auf der anderen Seite muss man sich auch weniger Gedanken um die Planung der Mahlzeiten mehr machen.
Zusätzlich dazu sollen die Mahlzeiten so ausgewählt sein, dass unser Körper von den hormonellen Vorgängen profitieren kann.
Was nämlich ebenfalls berücksichtigt werden muss, ist, dass unser Stoffwechsel vorrangig nicht für einen Dauerkonsum von Lebensmitteln gemacht ist.

Er funktioniert vielmehr nach dem Prinzip:
Erst muss Energie verbraucht und freigesetzt werden, dann erst wird dem Körper neue Energie in Form von Nahrung zugeführt.

Doch in vielen Industriestaaten können wir ein solch metabolisches Gleichgewicht nur schwer erreichen, aus folgenden Gründen:

1. Wir haben einen enormen Bewegungsmangel. Statt mit dem Fahrrad zum Einkaufen zu fahren, bevorzugen wir lieber den Wagen.
Auch bei kleineren Strecken wird das Auto eher bevorzugt, als einen Spaziergang zu unternehmen.

2. Wie bereits erwähnt, ist auch die ständige Lebensmittelverfügbarkeit ein großes Problem.
Wir können nahezu zu jederzeit und so oft wir wollen Lebensmittel in uns hineinstopfen.

3. „Leere“ Kalorien in den Lebensmitteln.
Das bedeutet, dass wir manchmal nicht einmal mehr aussprechen können, was in unseren Lebensmitteln enthalten ist.
Oder wissen Sie etwa, was die ganzen Chemikalien in einer Colaflasche zu bedeuten haben?
Auch sind unsere Lebensmittel mit irgendwelchen Zusätzen gefüllt, so dass wir nicht mehr eindeutig definieren können, wie gesund das überhaupt noch ist.
Unser Stoffwechsel arbeitet sehr hart, um das Übermaß an zugeführter Nahrung zu verdauen und deren wichtige Bestandteile wie Vitalstoffe von den unwichtigen Emulgatoren, Geschmacksverstärkern und Trans-Fette zu trennen.
Doch dabei wird oftmals unser Stoffwechsel nicht gesättigt, er schreit nach mehr Nahrung.
Denn oft beinhaltet unsere Neuzeit-Nahrung keine lebenswichtigen Nährstoffe, Vitamine und Fettsäuren mehr, sondern oben genannte Stoffe.
Doch eben jene nähren den Körper nicht, machen ihn aber leider träge, fett, krank und schwach.

Da kommt das intermittierende Fasten also ganz recht.
Es ist eine Rückbesinnung an „alte Zeiten“ in der unser Stoffwechsel optimal ausgelastet wird.
Zudem räumen wir ihm die nötige Zeit ein, die er braucht, um gesund und voll funktionsfähig zu bleiben.

Ein Beispiel:
Sie haben einen Marathon mitgemacht und sind völlig fertig.
Es ist offensichtlich, dass Sie Ruhe benötigen, um sich zu erholen.
Doch das haben Sie nicht, denn gleich startet nämlich ein weiterer Marathon.
Klar können Sie es versuchen, doch ob Sie wirklich so weit kommen und ob das langfristig gut für Ihre Gesundheit ist, wissen wir nicht.
Doch das intermittierende Fasten hat noch einen weiteren entscheidenden Vorteil parat.
Sie tun nämlich auch Ihrem Verdauungsapparat einen gefallen.
Wenn Sie für einen längeren Zeitraum Ihrem Körper keine Nahrung mehr zu führen, dann haben eben Ihre Speiseröhre, Ihr Magen, der Darm, die Leber, die Bauchspeicheldrüse und die Milz nichts zu tun.

Das wiederum bedeutet, dass kein Nahrungsbrei vorhanden ist, welcher umgewandelt, verarbeitet oder ausgeschieden werden muss.
Daher nutzen Ihre Verdauungsorgane die Zeit auch effektiv aus, um sich selbst gründlich zu reinigen, indem körpereigene Sekrete und Enzyme dabei aushelfen.
Vor allem Darmpilze und andere Infektionen können so von innen heraus aktiv bekämpft werden.
Es gibt auch Menschen, die davon berichtet haben, dass ihre Nahrungsmittelunverträglichkeit sich durch das intermittierende Fasten verbessert hat.
Auch diversen anderen Nahrungsmittelallergien kann durch das intermittierende Fasten vorgebeugt werden.
Diese Aussagen werden durch eine US-amerikanische Forschergruppe unterstrichen, die herausgefunden hat, dass das Kurzzeitfasten einen sehr positiven Effekt auf den gesamten menschlichen Organismus hat.
Da der Körper keine Zeit und Energie damit verbringen muss, Nahrung auszuwerten, kann er sich um Fehlfunktionen und Reparaturen kümmern.
So werden unter anderem auch erhöhte Cholesterinwerte und Blutfettwerte korrigiert, Entzündungswerte und Blutzuckerwerte normalisiert, die Insulinaktivität reguliert und der Blutdruck reguliert.

Zusammenfassend lässt sich also sagen: Alle gängigen Volkskrankheiten können nachhaltig durch das intermittierende Fasten therapiert werden.
Ganz ohne regelmäßige Arztbesuche, aufwändige Therapien und teure Medikamente!

Die Mitochondrien sind ebenfalls Dank des Kurzzeitfasten auf Hochtouren.
Diese können sich ungestört der Energiegewinnung in den Zellen widmen, ohne durch sekundäre Stoffwechselarbeiten abgelenkt zu werden.
Die Energie wird aus den gespeicherten Kohlenhydraten aus den Zellen entnommen.

Neben den körperlichen Vorteilen bietet das intermittierende Fasten auch im Bereich der geistigen Fitness weitere Argumente.
Durch den reduzierten Insulinspiegel wird die Produktion protektiver Proteine, die antioxidativ wirken, angeregt und die Gesundheit der neuronalen Nervenzellen wird aufrechterhalten.

Sie erkennen Schädigungen in den Neurotransmittern, leiten Fehleranalysen an andere Hirnareale weiter und implementieren strukturelle Reparaturen.
Altersbedingten Nervenschädigungen wie Alzheimer, Morbus Parkinson und Demenz wird so optimal vorgebeugt.
Das ausschlaggebendste Argument für das intermittierende Fasten ist jedoch, dass es einfach sehr nachhaltig und gesund ist.
Sie werden selber an sich bemerken, dass Sie keine großen Hungerattacken empfinden und einem Jojo-Effekt aus dem Weg gehen werden.

Das intermittierende Fasten hat sich im Laufe der Zeit immer weiterentwickelt und daraus entstanden mehrere Methoden, wie man das Fasten ausführen kann.
Ich möchte Ihnen die wichtigsten Methoden vorstellen und einige Instruktionen mit auf den Weg geben.

## Leangains oder auch 16:8 Methode

Die Leangains Methode, unter anderem auch als **„16/8 Methode"** bekannt, ist eine der einfachsten Formen des intermittierenden Fastens und vor allem bei Sportlern sehr beliebt.
Diese Methode lässt sich sehr einfach in den Alltag integrieren.
Die Fastenzeit beträgt hierbei 16 Stunden, und die restlichen 8 Stunden kann nach Herzenslust gegessen werden.

Vor allem für Menschen, die ohnehin am frühen Morgen nur ungern etwas essen, eine ideale Ernährungsform.
Wenn Sie beispielsweise erst um 12 Uhr Mittagessen und auch erst dann mit dem Essen beginnen möchten, haben Sie bis 20 Uhr Zeit, all Ihre Kalorien zu sammeln.
Diese Ernährungsweise ist daher so beliebt, weil die meiste Fastenzeit über geschlafen wird.
Wenn Sie beispielsweise erst um 20 Uhr die letzte Mahlzeit genossen haben, dann werden Sie auch nicht hungrig ins Bett gehen und können die folgenden Stunden für die Fettverbrennung nutzen, ohne dabei aktiv etwas dafür zu unternehmen.

Eine etwas veränderte Form dieser Ernährungsform ist die **„18/6 Methode“.**

Das Prinzip ist dasselbe, wobei hier eben nur in einem sechs Stunden Zeitfenster etwas gegessen werden darf. Dieser Zeitraum ist etwas anspruchsvoller und für Einsteiger eher weniger geeignet.

## Das 4 Stunden Prinzip

Bei dieser Ernährungsform dürfen Sie alle vier Stunden Nahrung zu sich führen.
Das bedeutet aber nicht, dass Sie auch zu Ihrer Schlafenszeit um 3 Uhr nachts aufstehen müssen.
Sie können statt einer größeren Mahlzeit diese in zwei Teile aufteilen und den zweiten Teil dann erst in vier Stunden verzehren.
Diese Methode ist allerdings schwer, da es vor allem für Anfänger nicht so einfach ist, der Verlockung zu widerstehen, mehr zu essen.

## 5:2 Diät

Bei der 5:2 Methode achten Sie darauf, an 5 Tagen der Woche normal zu essen, ohne dabei ein Kaloriendefizit oder -überschuss zu haben.
An den anderen beiden Tagen sollten Frauen nur ca. 500 Kalorien und Männer ca. 600 Kalorien verzehren.
Wann genau Sie diese beiden Tage innerhalb der Woche einplanen möchten, ist gänzlich Ihnen überlassen.
Es wäre aber ratsam, diese Tage nicht hintereinander zu legen.
Gerade für Anfänger kann das entstehende Hungergefühl schwer zu ertragen sein und am nächsten Tag würde ein Überessen stattfinden.
Es sollten daher ein oder zwei Tage zwischen den Fastentagen liegen.
Das ist insbesondere für den Stoffwechsel wichtig, damit dieser nicht auf Sparflamme schaltet und der berühmt-berüchtigte JoJo Effekt eintritt.

An Ihren Fastentagen sollten Sie darauf achten, sehr voluminöse Nahrung zu sich zu führen, die aber weniger Kalorien haben, beispielsweise Gurken.
Vermeiden Sie Lebensmittel mit leeren Kalorien, welche Ihren Kalorienumsatz in die Höhe treiben, ohne dass Sie dabei satt werden.

An normalen Esstagen dürfen Sie sogar in Maßen Süßigkeiten zu sich nehmen.
Doch sollten Sie darauf achten, am Ende der Woche immer ein deutliches Kaloriendefizit zu haben.

Bei dieser Methode ist allerdings die Gefahr sehr hoch, sich an normalen Esstagen leicht zu überessen.

Daher sollten Sie umso mehr auf sich aufpassen und sich selbst ermahnen, da Sie im Grunde genommen gar keine richtige Fastenzeit haben, da Sie jeden Tag etwas essen dürfen.

## Warrior Diät

Diese Ernährungsform ähnelt der der alten Kriegszeit.

Es wird gegessen wie bei wilden Kriegern damals: eine große Mahlzeit am Abend, innerhalb eines gewissen Zeitrahmens.
Wenig später legt man sich schlafen und bis zum nächsten Abend wird wieder gefastet.
Natürlich dürfen Sie die Mahlzeit auch auf die Zeit verlegen, die Ihnen am ehesten zukommt.

## Was jetzt?

Nun haben Sie einen ersten Einblick in die Ernährungsweise des intermittierenden Fastens erhalten und müssen herausfinden, welche Methode zu Ihnen am besten passen würde.
Man kann sagen, dass alle Methoden funktionieren, jedoch nicht jede Methode gleich gut bei jedem Menschen funktioniert.

Durch das einfache Ausprobieren finden Sie heraus, welche Variante am besten zu Ihnen passt.
Wenn Sie Ihren Essensrhythmus kennen, dann werden Sie sich ohne größere Anstrengungen anpassen können.

Ich würde Ihnen raten, sofern Sie Anfänger, Berufstätiger oder Sportbegeisterter sind, mit der Leangains Methode oder auch 16:8 Methode genannt zu beginnen, da diese nicht nur sehr einfach umzusetzen ist, sondern auch noch das Hungergefühl am besten unterdrückt.

## Nachteile des intermittierenden Fastens

Auch wenn das intermittierende Fasten sehr viele Vorteile hat, gibt es dennoch einige Dinge zu bemängeln.
Beispielsweise kann es sein, auch wenn es extrem selten vorkommt, dass Frauen vor allem unter physischen und psychischen Beeinträchtigungen, in der Umstellungsphase, leiden.
Sie verspüren häufige Schlafstörungen, sexuelle Unlust, Kopfschmerzen und Eisenmangel.

Die Ursache hierbei liegt klar auf der Hand: Der Hormonhaushalt der Frauen ist sehr komplex und unterliegt häufiger Schwankungen als der männliche Hormonhaushalt. Daher kann es vorkommen, dass eine kurzfristige Nahrungsabstinenz sofort als Nährstoffmangel eingestuft wird und der weibliche Stoffwechsel in Alarmbereitschaft gerät.
Ebenfalls können Menschen mit Schilddrüsenproblemen, einer beeinträchtigten Nebennierenfunktion, Leberschäden, Gicht und Essstörungen unter diesen besonderen Rahmenbedingungen gewisse Einschränkungen erleben.

Dies gilt auch für Diabetiker, Schwangere und Stillende.
Es wäre daher besser, sollten Sie zu einer der genannten Risikogruppe gehören, vorab mit Ihrem Arzt zu reden und zu erfragen, ob eine Fastenkur für sie sinnvoll wäre.
Vor allem Schwangere und Diabetiker müssen umso vorsichtiger sein, denn ohne eine ärztliche Kontrolle kann es zu einem akuten Nährstoffmangel kommen, der sich wiederum in oxidativen Stress umschlägt und zu oben genannten Symptomen führt.
Im allerschlimmsten Fall könnte es sogar passieren, dass der gesamte Stoffwechsel langfristig beschädigt wird.
Auch könnte der Fötus bleibende Schäden zurückbehalten.

Ein weiteres Problem des intermittierenden Fastens ist die Flexibilität bei der Nahrungsaufnahme.
Dadurch, dass Sie feste Einnahmezeiten haben, sind Sie unflexibel, wenn Sie mit Freunden, Bekannten oder der Familie unterwegs sind.
Ein spontanes Abendessen oder Kinobesuche mit Popcorn sind streng untersagt.
Sie müssen daher umso mehr versuchen, Ihre Aktivitäten auf Ihre fastenfreie Zeit zulegen.

Geben Sie aber keinesfalls nach und vergegenwärtigen Sie sich, dass es sehr wichtig ist, dass Sie Ihre Routine beibehalten.
Geben Sie das Fastenkonzept keinesfalls auf.
Sie müssen im schlimmsten Fall von vorne beginnen und Sie selbst sollten am besten wissen, wie schwierig sich diese neue Umstellungsphase gestalten kann.

Und so kommen wir auch zu einem der größten Probleme: dem Beginn.
Bevor Sie mit dem Fasten beginnen können, müssen Sie sich zunächst für eine Ernährungsform entscheiden.
Haben Sie sich dann einmal für ein Konzept entschieden, müssen Sie die Uhrzeit und vielleicht die Fastentage festlegen.
Dann könnten Sie rein theoretisch beginnen, doch so einfach gestaltet sich der Versuch dann auch nicht.

Meistens stellen wir zu Beginn einer solchen Phase fest, dass dies sehr kräfteraubend ist und wir physisch und psychisch an unsere Grenzen stoßen.
Daher ist es umso wichtiger, dass Sie motiviert, diszipliniert und eine gute Portion Geduld mitbringen.
Sie müssen allen anfänglichen Versuchungen widerstehen, auch bzw. gerade den möglicherweise auftretenden Heißhungerattacken.

## Für wen das intermittierende Fasten geeignet ist

Wie bereits erwähnt, gibt es zum einen Unterschiede zwischen den Ernährungsformen und dabei ist jede Form anders gut geeignet.
Doch bevor wir diese Frage klären, sollten wir im Vorfeld klären, für wen überhaupt das intermittierende Fasten sinnvoll wäre.
Wenn Sie das vorherige Kapitel gelesen haben und nicht zu der Risikogruppe gehören sollten, dann haben Sie zunächst einmal gute Voraussetzungen für den Start.

Trotzdem sollten Sie sich vor Beginn fragen, ob Sie bereit wären, Ihre Ernährung von Grund auf zu ändern; ob Sie dauerhaft abnehmen möchten und Ihren Körper entgiften wollen; ob es eventuell andere Diäten gibt, die ähnlich gute Erfolge versprechen, mit denen Sie bereits erste Erfahrungen gesammelt haben.
Am besten erstellen Sie eine klassische Pro-und-Contra-Tabelle und schreiben Argumente für beide Seiten auf.
So festigen Sie innerlich den Entschluss, das Kurzzeitfasten am Ende auch wirklich durchzuziehen.

Entgegen vieler Meinungen bin ich der Ansicht, dass das intermittierende Fasten sehr wohl auch für berufstätige Menschen von Vorteil sein kann.
Mit ein paar Vorbereitungen und ein wenig Planung können Sie sowohl ohne große Leistungseinbußen stundenlang Fasten als auch das Privatleben einfach managen.

Sie müssen nur dafür sorgen, dass die Essenszeit zu Ihrer Arbeitszeit passt, sodass Sie mindestens eine Mahlzeit genießen können.
Und falls Sie eine 24-stündige Fastenkur machen, ist dies auch nicht weiter schlimm.
Sie können nämlich den Tag mit viel Wasser und Brühe überbrücken, ohne dabei Konzentrationsprobleme zu haben.

Natürlich kann es sein, dass es Ihnen in den ersten Tagen schwerfallen wird, den Kollegen beim Essen zuzuschauen, doch am Ende ist alles nur „Kopfsache“ und nur Sie alleine entscheiden, inwiefern Sie erfolgreich sein werden oder nicht.
Sie können auch kreativ werden und sich Ablenkungsstrategien ausdenken, um keiner Versuchung zu verfallen.

Für Übergewichtige ist das intermittierende Fasten ideal zum Abnehmen.
Damit können diese ihrem Traum, endlich abzunehmen, deutlich näherkommen.
Jedoch muss nach Grad des Übergewichts unterschieden werden, ob das Fasten allein effizient genug ist oder ob zusätzlich Nahrungsergänzungsmittel eingenommen werden müssen; oder ob begleitend Sport getrieben werden sollte.

Gerade Menschen, die sehr lange ungesund gegessen haben oder ziemlich adipös sind, sollten sich vermehrt Gedanken darüber machen, wie sie diszipliniert das Fasten durchhalten können.
Dabei kann ein gut ausgetüftelter Ernährungsplan weiterhelfen.

Eine weitere Zielgruppe des intermittierenden Fastens sind normalgewichtige Menschen, die ihren Körper gesund erhalten, entschlacken und reinigen wollen.
Diese Menschen müssen nicht unbedingt auf eine Ernährungsumstellung setzen, sondern können weiterhin alle Lebensmittel zu sich nehmen, solange sie sich nicht negativ auf die Stoffwechselaktivität und die Allgemeinverfassung auswirken.
Das wird sich aber im Laufe der Fasten- und Essenszeiten zeigen.
Trotz all den Lobpreisungen sollten Sie nicht vergessen, dass es, wie bei allen anderen Diäten auch, keine Garantie gibt, dass Sie auch wirklich zu Ihrem Wunschergebnis kommen.
Jeder Körper reagiert nämlich anders auf den jeweiligen Nahrungsverzicht.

## Was Sie während des Fastens essen dürfen – und was nicht

Je nachdem, wie streng Sie das intermittierende Fasten durchziehen möchten, sollten Sie verschiedene Lebensmittel auf dem Speiseplan haben.
Sie sollten sich zuerst merken, dass flüssige Nahrung erlaubt ist, sofern es kalorienarm und zuckerarm ist.

Da fällt schon eine ganze Reihe an Getränken weg. Ganz oben in der Liste der verbotenen Lebensmittel stehen Alkohol, Softdrinks, Fruchtsäfte, Milch und gesüßter Tee.
Auch Kaffeespezialitäten wie Cappuccino, Latte Macchiato und Mokka sind während des Fastens nicht erlaubt.
Stattdessen dürfen Sie aber schwarzen Kaffee trinken. Doch auf nüchternen Magen ist dies keine so gute Idee, daher sollten Sie, wenn Sie Kaffee trinken möchten, die Portion gering auswählen.
Nahrungsmittel wie Kaugummis oder Bonbons sind strikt untersagt.

Wenn Sie Ihren Abnehmerfolg verstärken möchten, wäre es hilfreich, wenn Sie neben den ganzen Regeln auch noch auf Gewürze setzen.
Sie können Chili, Zimt und Ingwer benutzen, welche am besten auch noch frisch von der Pflanze sein sollten.
All diese Gewürze aktivieren und beschleunigen den Stoffwechsel, was Sie beim Abnehmen unterstützen wird.

Ein heikles Thema beim Abnehmen sind Süß- und Zuckerersatzstoffe, die laut neuen Studien zufolge den Abbau von echter Glukose im Blut negativ beeinflussen können.
Im schlimmsten Fall könnte es sogar so weit gehen, dass der gesamte Glukose-Stoffwechsel gestört wird.
Sie sollten daher nur in geringen Maßen solche Ersatzstoffe nutzen.
Am besten eignen sich hier Stevia und Kokosblütenzucker, die den Blutzuckerspiegel nur minimal erhöhen und den Insulinspiegel in Balance halten.

Grundsätzlich gilt, dass Sie während der Essenszeit jegliche Lebensmittel konsumieren dürfen.
Sie müssen nur auf eine ausgewogene Ernährung und eine entsprechende Kalorienzufuhr achten.

## Fatburner Lebensmittel

Wie bereits erwähnt, habe ich Ihnen gezeigt, dass Sie einige Gewürze einnehmen dürfen, die Sie beim Abnehmen unterstützen könnten.
Es gibt noch einige weitere solcher Lebensmittel, die ich Ihnen gerne vorstellen möchte und die zurecht den Namen „Fatburner Lebensmittel" verdienen.

### Kokosöl

Kokosöl wird nicht wie andere Fette in die Fettspeicher geschoben, sondern ähnlich wie die Kohlenhydrate zur Energiegewinnung genutzt.
Damit das Kokosöl im Fettgewebe eingelagert werden kann, müsste der Körper es erst in Speicherfett umwandeln.
Da unser Körper jedoch darauf bedacht ist, mit so wenig Aufwand wie möglich zu arbeiten und dabei Energie zu sparen, wird das Kokosöl wie ein Kohlenhydrat behandelt und verbrannt.
Das Kokosöl hat einen entscheidenden Vorteil gegenüber Kohlenhydraten: es bewirkt keinen Anstieg des Blutzuckerspiegels, was wiederum gut dafür ist, dass keine Heißhungerattacken ausgelöst werden.
Mehr als dies löst das Kokosöl ein Sättigungsgefühl aus, was ideal für eine Diät ist.

In mehreren Studien konnte bewiesen werden, dass mittelkettige Fettsäuren, wie sie im Kokosöl enthalten sind, im Gegensatz zu langkettigen Fettsäuren besser im menschlichem Körper verstoffwechselt werden.
Die mittelkettigen Fettsäuren werden kurze Zeit nach der Aufnahme im Körper von der Leber aufgenommen und in Energie umgewandelt.
Sie steigert sowohl die körperliche als auch die geistige Leistungsfähigkeit um ein Vielfaches.
Wenn Sie sich nun für den Kauf von Kokosöl entschieden haben, dann sollten Sie bei der Verpackung darauf achten, dass darauf „Natives Kokosöl" steht, denn diese Produkte haben eine hervorragende Qualität und sind somit Gesundheitsfördernd.

## Safran

Das Hungergefühl entsteht meistens im Gehirn und nicht, wie fälschlicherweise oft angenommen wird, im Bauch.
Der Körper realisiert ein Hungergefühl und das Gehirn wiederum beginnt damit, Hunger auslösende Hormone auszuschütten, um das Überleben zu sichern.
Stress und schlechte Laune können ebenfalls dafür sorgen, dass man vermehrt Hunger verspürt.
Eine Studie aus Frankreich konnte zeigen, dass Probanden, die übergewichtig waren und täglich Safranextrakt konsumiert haben, einen erheblichen Rückgang von Heißhungerattacken hatten.
Die Wissenschaftler fanden heraus, dass dieser Extrakt die Stimmung der Testpersonen aufhellte und so das Bedürfnis nach kalorienreichen Lebensmitteln dämmen könnte.
Auf diese Weise trug das Safranextrakt dazu bei, dass das Körpergewicht reduziert werden konnte.

## Konjac Nudeln

Konjac Nudeln werden aus der Konjacwurzel hergestellt, einem asiatischen Wurzelgemüse.
Eine Portion Konjac Nudeln enthält ca. 10 Kilokalorien.
Zum Vergleich: normale Nudeln liefern das Fünfzehnfache an Kalorien.
Konjac Nudeln sind nicht nur kalorienarm und kohlenhydratarm, sondern steigern auch noch massiv das Sättigungsgefühl und binden Fette im Verdauungssystem.

## Kaffee

Kaffee ist ein echter Fatburner. Er ist kalorienarm und regt den Kreislauf an.
Die Blutgefäße werden auf eine natürliche Art erweitert, der Herzschlag wird schneller und die Organe besser durchblutet.
Dadurch gelangen umso mehr Fettsäuren in die Blutlaufbahn und werden dabei abgebaut.
Am besten aktiviert Kaffee den Stoffwechsel dann, wenn er ohne Milch und Zucker getrunken wird.

## Grüntee

Im Grüntee stecken viele Polyphenole, welche die Fettverwertung im Körper steigern.
Außerdem enthält Grüntee keine Kalorien.
Studien aus dem asiatischen Raum belegen, dass bereits vier Tassen Grüntee am Tag dabei helfen, die Zunahme von Körperfett zu reduzieren.
Die Wissenschaftler haben jedoch darauf hingewiesen, dass der Grüntee nicht als Hauptbestandteil einer Diät dienen soll, sondern als unterstützende Maßnahme betrachtet werden kann.

## Haferflocken

Haferflocken enthalten viele Ballaststoffe, die im Körper schnell sättigend wirken. Zudem enthalten sie viele Mineralstoffe, Vitamine und Proteine, die die Fettverbrennung ankurbeln.
Besonders das Magnesium ragt hierbei besonders stark heraus, da es mehr als 300 verschiedene Enzyme aktiviert, die für den Stoffwechsel verantwortlich sind.
Achten Sie beim Haferflockenkauf darauf, dass diese keinen hohen Wert an Zucker aufweisen.

## Lachs

Lachs ist eine sehr gesunde proteinreiche Quelle.
Der Lachs gehört zwar zu den Fettfischen, ist jedoch im Gegensatz zu vielen anderen Fleischsorten sehr mager.
Lachse enthalten einen sehr hohen Omega-3-Anteil und sind daher sehr wichtig, da Sie Ihnen dabei helfen, Ihren Tagesbedarf an essentiellen Fettsäuren zu decken.

Für eine ausgewogene und gesunde Ernährung sind Omega-3-Fettsäuren schon Pflicht.
Sie stärken nämlich nicht nur das Immunsystem, helfen bei Herz-Kreislauf-Störungen, sondern sind auch bei vielen fettverbrennenden Maßnahmen beteiligt.

## Zitrone

Das in der Zitrone enthaltene Vitamin C sorgt für starke Abwehrkräfte und stärkt aktiv das Immunsystem.
Falls Sie einen Mangel an wichtigen Nährstoffen vorweisen, hilft Ihnen die Zitrone dabei, viele wichtige Vitalstoffe einzunehmen, die unter anderem auch die Fettreduktion anregen.

## Chia Samen

Chia Samen scheinen neu in Mode gekommen zu sein, sie sind jedoch ein sehr altes Lebensmittel, das bereits in der Steinzeit verzehrt wurde.
Chia Samen haben einen beachtlichen Anteil an Omega-3- und -6-Fettsäuren, die zu einem idealen Verhältnis zueinanderstehen.
Zudem enthalten Chia Samen fast doppelt so viele Proteine wie vergleichbare Samenarten.
Hinzu kommt, dass Chia Samen ein breites Spektrum an Mikronährstoffen beinhaltet.
Die Vitamine B1, B3, E sowie Kalzium und Magnesium um nur um einige zu nennen.
Chia Samen sind gluten- und cholesterinfrei und enthalten viele Ballaststoffe.
Darüber hinaus saugen die Chia Samen viel Flüssigkeit auf, quellen auf und sorgen so für ein längeres Sättigungsgefühl.
Achten Sie jedoch auf eine erhöhte Flüssigkeitszufuhr, da sonst Verdauungsprobleme wie zum Beispiel Verstopfungen drohen.

## Liebe Leserin, lieber Leser,

ich hoffe, dieser kleine Ratgeber hat ihnen gefallen und ihnen gezeigt, dass das Intervallfasten nicht mit massiven Ernährungseinschränkungen verbunden ist und ihnen dennoch erhebliche gesundheitliche Vorteile bringt.
Ich würde mich freuen, wenn Sie sich den vielen anderen Menschen anschließen, auf dem Weg in ein gesünderes Leben.
Ihr neues Ich und ihr Körper werden es ihnen definitiv danken.

Als kleinen Bonus habe ich Ihnen im Bonuskapitel 30 gesunde und leckere Rezepte aufgeschrieben, welche sich leicht umsetzen lassen und auch hervorragend zum Intervallfasten passen.
In diesem Sinne wünsche ich maximale Erfolge, viel Gesundheit und einen guten Appetit.

Ihr
Tobias Münzer

# Bonuskapitel: 30 gesunde und leckere Rezepte

## Zucchini Spaghetti

Dauer: 20 Minuten
Portionen: Für eine Person

**Zutaten:**

1 Zucchini
2 Tomaten
2 EL Mineralwasser
3 EL Tomatenmark
1 TL Frischkäse
1 Prise Kräuter
1 Prise Salz
1 Prise Pfeffer
1 Prise edelsüßes Paprikapulver
1 EL Öl

**So wird es gemacht:**

Zucchini waschen, abtropfen lassen, Enden abschneiden und in sehr feine Streifen schneiden, am besten mit dem Gemüsehobel.
Streifen sollen an Spaghetti erinnern.
Öl in einer Pfanne erhitzen und die Streifen darin leicht anbraten.
In der Zwischenzeit Tomaten waschen, Strunk entfernen und fein hacken.
In die Pfanne geben, gut umrühren und anschließend das Wasser dazugeben und alles gut miteinander vermengen.
Tomatenmark und Frischkäse in die Pfanne unterheben und mit den Gewürzen abschmecken.
Kräuter drüberstreuen und 5 Minuten köcheln lassen, dabei gelegentlich umrühren.

## Wildlachsfilet mit Walnusskruste

Dauer: 30 Minuten
Portionen: Für zwei Personen

**Zutaten:**

300 g Fischfilets
20 g Walnusskerne
2 Stiele Petersilie
25 g Margarine
1 EL Paniermehl
1 EL Parmesan
1 Prise Salz
1 Prise Pfeffer
1 EL Zitronensaft

**So wird es gemacht:**

Den Ofen auf 160 Grad vorheizen. Eine Auflaufform bereitstellen.
Fischfilets waschen, abtropfen lassen und mit Salz, Pfeffer und Zitronensaft würzen.
Walnusskerne grob hacken, Petersilie waschen, abtropfen lassen und fein hacken. Parmesan fein reiben, Walnusskerne, Petersilie, Parmesan, Paniermehl und Margarine in eine Schüssel geben und miteinander vermischen.
Mit Salz und Pfeffer abschmecken.
Fischfilets in die Auflaufform geben und mit dem Nuss-Mix bestreichen.
Für 25 Minuten in den Ofen geben.

## Mango-Salat mit Paprika, Koriander und Erdnüssen

Dauer: 30 Minuten
Portionen: Für zwei Personen

**Zutaten:**

2 Mango
2 Limetten
1 Möhre
1 Paprikaschote
100 g Rucola
1 Chilischote
1 EL Sojasauce
1 EL Zucker
3 EL Erdnussöl
50 g Erdnüsse
1 Bund Koriander
1 Prise Salz

**So wird es gemacht:**

Limetten halbieren, Schalen abreiben und beiseitestellen - Saft komplett auspressen. Chilischote waschen, längs halbieren, entkernen und fein hacken. Chilischote, Limettensaft, Erdnussöl, Salz, Limettenabrieb mit Sojasauce und Zucker in eine Schüssel geben und zu einem Dressing verarbeiten. Mangos schälen, entkernen und das Fruchtfleisch in feine Streifen schneiden. Paprika waschen, Strunk entfernen, längs halbieren, entkernen und in Streifen schneiden.
Möhre schälen, waschen und grob raspeln.
Rucola waschen, abtropfen lassen und grob hacken.
Koriander waschen und fein hacken.
Alle restlichen Zutaten in eine Schüssel geben und miteinander vermengen.
Dressing drüber träufeln lassen und mit Erdnüssen bestreut servieren.

**Eiweißbrötchen**

Dauer: 40 Minuten
Portionen: Für vier Personen

**Zutaten:**

3 Eier
250 g Magerquark
2 EL Sonnenblumenkerne
2 EL Leinsamen
1 EL Kürbiskerne
15 g Flohsamenschalen
55 g Haferkleie
2 EL Sojaflocken
1 Packung Backpulver
1 Prise Salz
1 Handvoll Sesam, zum Bestreuen

**So wird es gemacht:**
Den Ofen auf 220 Grad vorheizen. Ein Backblech mit Backpapier auslegen.
Sojaflocken in einen Mixer geben und fein mahlen.
Nun alle Zutaten, bis auf den Sesam, in eine Schüssel geben und zu einer homogenen Masse verarbeiten.
Die Hände leicht anfeuchten und aus dem Teig vier kleine Brötchen formen und diese auf dem Blech platzieren.
Brötchen für 15 Minuten zugedeckt ruhenlassen.
Brötchen für 30 Minuten in den Ofen geben.

## Zucchini-Karotten-Bandnudeln mit Hähnchen und Tomate

Dauer: 30 Minuten
Portionen: Für vier Personen

**Zutaten:**

500 g Hähnchenbrustfilets
2 Karotten
3 Zucchini
4 Tomaten
2 EL Olivenöl
1 TL Currypaste
1 TL Brühe
3 EL Wasser
3 EL Tomatenmark
150 g Frischkäse
1 Prise Salz
1 Prise Pfeffer

**So wird es gemacht:**

Hähnchen waschen, trocken tupfen und in mundgerechte Stücke schneiden.
Olivenöl und Curry miteinander verquirlen.
Die Mischung in einer Pfanne erhitzen und das Hähnchenfleisch darin von allen Seiten goldbraun anbraten.
In der Zwischenzeit Zucchini waschen, abtropfen lassen und in sehr feine Streifen schneiden, die an Spaghetti erinnern.
Karotten schälen, waschen und in dünne Scheiben schneiden.
Hähnchen aus der Pfanne nehmen und die Nudeln und Scheiben darin anbraten. Wasser und Brühe dazugeben und darin aufkochen lassen.
Für 5 Minuten garen lassen.
Tomaten waschen, Strunk entfernen und fein würfeln.
Tomaten und Tomatenmark in die Pfanne unterheben und gut miteinander vermengen.
Zum Schluss den Frischkäse darüber verteilen und mit Salz und Pfeffer abschmecken.

## Rucola - Basilikum - Salat mit Pinienkernen und Parmesan

Dauer: 20 Minuten
Portionen: Für vier Personen

**Zutaten:**

300 g Rucola
200 g Basilikum
1 EL Balsamico
6 EL Olivenöl
1 Knoblauchzehe
1 EL Honig
50 g Pinienkerne
50 g Parmesan
1 Prise Salz
1 Prise Pfeffer

**So wird es gemacht:**

Rucola waschen, abtropfen lassen und fein hacken.
Basilikum waschen, abtropfen lassen und fein hacken.
Beides miteinander vermischen und mit Öl und Honig in eine Schüssel geben und gut vermengen.
Mit Salz und Pfeffer abschmecken, Knoblauchzehe hineinpressen und noch einmal gut miteinander vermengen.
1 TL Öl in einer Pfanne erhitzen und die Pinienkerne darin anrösten.
Parmesan fein reiben.
Pinienkerne und Parmesan über den Salat verteilen.

## Avocado-Mozzarella-Salat mit Mango

Dauer: 25 Minuten
Portionen: Für zwei Personen

**Zutaten:**

50 g Pinienkerne
200 g Mozzarella
1 Mango
50 g Rucola
100 ml Orangensaft
1 Prise Salz
1 Prise Pfeffer
½ Chilischote
3 EL Olivenöl
1 EL Honig
1 Avocado
½ Limette, Saft

**So wird es gemacht:**

Mozzarella in mundgerechte Stücke schneiden.
Mango schälen, entkernen und fein würfeln.
Rucola waschen und fein hacken.
Chilischote waschen, längs halbieren, entkernen und in Ringe schneiden.
Avocado schälen, halbieren, entkernen und fein würfeln.
Orangensaft in einen kleinen Topf geben und zur Hälfte einkochen.
Salz, Pfeffer, Chilischote und Honig dazugeben und zu einer homogenen Flüssigkeit verquirlen.
Avocado mit Limettensaft beträufeln und mit Salz und Pfeffer abschmecken.
Nun alle Zutaten in eine Schüssel geben und das Dressing darauf verteilen.

## Kohlsuppe mit Hack

Dauer: 45 Minuten
Portionen: Für vier Personen

**Zutaten:**

1 Kopf Weißkohl
300 g Hackfleisch
1 Zwiebel
3 Kartoffeln
2 Karotten
1 EL Kümmel
1 Prise Salz
1 Prise Pfeffer
1 TL Brühe
1 L Wasser
1 EL Öl

**So wird es gemacht:**

Zwiebel schälen, waschen und fein hacken.
Kartoffeln putzen und vierteln.
Kohl waschen und in mundgerechte Stücke schneiden.
Karotten schälen, waschen und in mundgerechte Stücke schneiden.
Öl in einem Topf erhitzen und Zwiebeln darin glasig andünsten.
Hackfleisch dazugeben und mit Salz und Pfeffer abschmecken.
Karotten und Kohl dazugeben alles vermengen.
Wasser hinzufügen und mit Kümmel und Brühe bestreuen.
Ein letztes Mal mit Salz und Pfeffer abschmecken und zugedeckt für 30 Minuten köcheln lassen.

## Penne mit Parmesan

Dauer: 30 Minuten
Portionen: Für zwei Personen

**Zutaten:**

250 g Penne
250 g Hähnchenbrustfilets
1 EL Öl
400 g Tomaten
30 g Parmesan, gerieben
1 EL Sahne
250 ml Gemüsebrühe
1 Paprikaschote
1 TL Knoblauchgranulat
1 TL Pfeffer
1 TL Salz
1 EL Basilikum

**So wird es gemacht:**

Hähnchenbrust in feine Streifen schneiden.
Paprika waschen, Strunk entfernen, längs halbieren, entkernen und in feine Streifen schneiden.
Öl in einem Topf erhitzen und zuerst die Hähnchenstücke anbraten, dann die Paprika dazugeben.
Gemüsebrühe, Salz, Knoblauchgranulat und Penne in den Topf geben und alles gut köcheln lassen.
Tomaten waschen, Strunk entfernen und fein würfeln und 20 Minuten köcheln lassen.
Tomaten und Sahne dazugeben und für wenige Minuten mit köcheln lassen.
Mit Parmesan garnieren und mit Pfeffer würzen.
Basilikum waschen, fein hacken und unterheben.

Doppeltest Rezept:

600g Hänchen
Nudeln vorkochen
nur 250ml Gemüsebrühe
statt Sahne -> 1 Becher Creme Frisch mit kräutern

## Carpaccio von Roter Bete

Dauer: 30 Minuten
Portionen: Für zwei Personen

**Zutaten:**

2 Knollen rote Bete
1 Handvoll Pinienkerne
2 Champignons
2 Handvoll Rucola
1 EL Balsamico
1 EL Olivenöl
1 EL Parmesan
1 Prise Salz
1 Prise Pfeffer

**So wird es gemacht:**

Rote Bete in einen Topf geben und garen.
Anschließend in sehr feine Scheiben schneiden und auf einem Teller verteilen. Beiseitestellen.
Champignons putzen, Stiel abschneiden und in sehr feine Scheiben schneiden. Ebenfalls auf dem Teller anrichten.
Rucola waschen, abtropfen lassen und auf demselben Teller verteilen.
Pinienkerne in einer Pfanne ohne Öl anrösten und dann über das Gemüse verteilen.
Mit Essig, Olivenöl, Salz und Pfeffer beträufeln und abschmecken.
Parmesan fein reiben und zum Schluss drüberstreuen.

## Hähnchenfrikadellen

Dauer: 30 Minuten
Portionen: Für zwei Personen

**Zutaten:**

320 g Hähnchenbrustfilets
1 Chilischote
1 Ei
2 EL Paniermehl
2 Knoblauchzehen
1 Zwiebel
1 Karotte
1 kleines Stück Ingwer
1 EL Olivenöl
1 Prise Salz
1 Prise Pfeffer
1 Prise Paprikapulver

**So wird es gemacht:**

Hackfleisch in einen Mixer geben und zerkleinern. Chilischote waschen, längs halbieren, entkernen und würfeln.
Hackfleisch, Ei, Chilischote, und Paniermehl in eine Schüssel geben und zu einer homogenen Masse verarbeiten.
Zwiebel schälen, waschen und fein hacken.
Knoblauch schälen, waschen und fein hacken.
Karotten schälen, waschen und fein hacken.
Ingwer schälen und fein reiben.
Öl in einer Pfanne erhitzen und die Zwiebeln und Knoblauch darin glasig andünsten. Karotte und Ingwer dazugeben und glasig anschwitzen.
Zwiebelmasse kurz auskühlen lassen und dann zur Hackfleischmasse dazugeben. Alles miteinander vermengen und mit den Gewürzen abschmecken.
Die Hände leicht anfeuchten und aus der Masse kleine Frikadellen formen.
Öl in einer Pfanne erhitzen und die Frikadellen darin von allen Seiten goldbraun anbraten.

## Schmortopf mit Rind

Dauer: 30 Minuten
Portionen: Für zwei Personen

**Zutaten:**

100 ml Sojasauce
100 ml Currysauce
100 ml Rinderbrühe
2 Rinderbeinscheiben
2 Karotten
1 Birne
1 Lauch
10 g Ingwer, fein gerieben
Knoblauch
Kresse
Öl
Salz und Pfeffer
Chili

**So wird es gemacht:**

Karotten schälen, waschen und klein schneiden.
Lauch waschen und in feine Scheiben schneiden.
Knoblauch schälen, waschen und fein hacken.
Öl in einem Topf erhitzen und Beinscheiben dazugeben und von beiden Seiten anbraten.
Mit Salz und Pfeffer würzen.
Möhren, Lauch und Knoblauch dazugeben und für 3 Minuten anbraten.
Mit Rinderbrühe ablöschen, Sojasauce dazugeben und umrühren.
Birne waschen, halbieren, entkernen und fein würfeln.
Zusammen mit dem fein geriebenen Ingwer in den Topf geben und für 90 Minuten köcheln lassen.
In der letzten halben Stunde Currysauce und Chili dazugeben.
Salzen und pfeffern.
Kresse klein schneiden und beim Servieren garnieren.

## Flammkuchen mit Tortilla-Wrap

Dauer: 20 Minuten
Portionen: Für zwei Personen

**Zutaten:**

2 Tortillas
1 Zwiebel
50 g Schinken
70 g Schmand
60 g Creme legere
1 EL Schnittlauch
1 Prise Salz
1 Prise Pfeffer

**So wird es gemacht:**

Den Ofen auf 180 Grad vorheizen.
Ein Backblech mit Backpapier auslegen.
Zwiebel schälen, waschen und fein hacken. Schinken fein würfeln.
Schmand, Creme und Schnittlauch miteinander vermischen und die Tortillas damit bestreichen.
Mit Salz und Pfeffer abschmecken.
Schinken über die Tortillas verteilen.
Zwiebel ebenfalls drüber verteilen.
Für 15 Minuten in den Ofen geben.

## Kürbiscremesuppe

Dauer: 20 Minuten
Portionen: Für sechs Personen

**Zutaten:**

2 Kürbisse
800 g Möhren
2 Kartoffeln
¼ Knolle Sellerie
1 Stück Ingwer
2 Chilischoten
1 Zwiebel
1 Knoblauchzehe
1,2 L Gemüsebrühe
1 Dose Kokosmilch
1 TL Currypulver
1 Prise Salz
1 Prise Pfeffer
1 Prise Muskat
1 EL Öl

**So wird es gemacht:**

Kürbis halbieren, entkernen und würfeln.
Chilischote längs halbieren, entkernen und fein würfeln.
Möhren schälen, waschen und würfeln.
Kartoffeln schälen, waschen und würfeln.
Ingwer schälen und würfeln.
Zwiebel schälen, waschen und würfeln.
Knoblauch schälen, waschen und würfeln.
Sellerie waschen und würfeln.
Öl in einem Topf erhitzen und das Gemüse darin anbraten.
Mit Currypulver abschmecken. Gemüsebrühe dazugeben und ablöschen.
Für 30 Minuten köcheln lassen.
Anschließend mit einem Pürierstab alles fein pürieren.
Mit Gewürzen abschmecken und Kokosmilch unterrühren.
Alles noch einmal gut miteinander vermischen und dabei pürieren.

## Meeresfrüchte-Topf

Dauer: 40 Minuten
Portionen: Für zwei Personen

**Zutaten:**

1 Zwiebel
1 Stange Porree
1 EL Olivenöl
1 Knoblauchzehe
1 Dose Tomaten
100 ml Weißwein
250 g Meeresfrüchte
250 g Fischfilets
1 Prise Salz
1 Prise Pfeffer
1 TL Chiliflocken
2 EL Sherry

**So wird es gemacht:**

Zwiebel schälen, waschen und würfeln.
Porree putzen und in Ringe schneiden.
Knoblauch schälen, waschen und fein hacken.
Öl in einem Topf erhitzen und Knoblauch darin glasig andünsten.
Porree und Zwiebel dazugeben und mit anbraten.
Tomaten waschen, zerkleinern und mit dem Saft zusammen in den Topf geben.
Alles gut miteinander vermengen.
Mit Weißwein ablöschen und die Früchte langsam nach und nach einrühren.
Alles mit den Gewürzen abschmecken und 10 Minuten zugedeckt köcheln lassen.
In der Zwischenzeit Fischfilets waschen, trocken tupfen und in mundgerechte Stücke schneiden.
Mit Salz und Pfeffer würzen. Fisch in den Topf einrühren und für 7 Minuten bei kleiner Hitze köcheln lassen.
Mit Sherry verfeinern.

## Hähnchennudeln

Dauer: 30 Minuten
Portionen: Für zwei Personen

**Zutaten:**

400 g Farfalle Nudeln
200 g Hähnchenbrust
50 g Kirschtomaten
50 g Champignons
50 g Parmesan
1 Zwiebel
100 ml Weißwein
100 ml Gemüsebrühe
Petersilie
Salz und Pfeffer

**So wird es gemacht:**

Zwiebel schälen, waschen und fein würfeln.
Champignons waschen und vierteln.
Hähnchenbrust in feine Streifen schneiden.
Hähnchen und Zwiebeln in einen Topf geben und scharf anbraten.
Mit dem Weißwein ablöschen und mit Salz und Pfeffer würzen.
Tomaten waschen, halbieren, mit Nudeln und Champignons in den Topf geben und 10 Minuten köcheln lassen.
Petersilie waschen, fein hacken und beim Servieren auf den Tellern garnieren.

**Spätzle mit Hähnchen**

Dauer: 30 Minuten
Portionen: Für zwei Personen

**Zutaten:**

500 g Hähnchenbrustfilets
1 Stange Lauch
2 Möhren
1 EL Öl
1 TL Tomatenmark
1 EL Sambal Oelek
100 ml Sahne
250 ml Geflügelbrühe
1 Packung Spätzle
3 EL Gouda, gerieben
1 Prise Salz
1 Prise Pfeffer
1 EL Petersilie

**So wird es gemacht:**

Hähnchenbrustfilet würfeln.
Lauch waschen und in feine Ringe schneiden.
Möhren schälen und würfeln.
Öl in einem Topf erhitzen und Hähnchen für 2 Minuten darin anbraten.
Anschließend Möhren und Lauch dazugeben und für weitere 2 Minuten anbraten. Tomatenmark, Sambal Olek dazugeben und mit der Sahne und Brühe ablöschen. Daraufhin Spätzle dazugeben und wieder 2 Minuten anbraten lassen.
Käse unterheben und mit Salz und Pfeffer abschmecken.
Für 10 Minuten bei mittlerer Hitze köcheln.
In der Zwischenzeit Petersilie waschen und fein hacken.

**Kichererbsen Teller**

Dauer: 30 Minuten
Portionen: vier Personen

**Zutaten:**

400 g Blattspinat
2 Zwiebeln
2 Knoblauchzehen
2 Tomaten
400 g Kidneybohnen, aus der Dose
1 kleines Stück Ingwer
400 ml Kokosmilch
2 EL Kokosöl
1 Prise Salz
1 Prise Paprikapulver
1 Prise Kurkumapulver
1 Prise Korianderblätter
1 Prise Chiliflocken

**So wird es gemacht:**

Zwiebel schälen, waschen und fein hacken.
Knoblauchzehen schälen, waschen und fein hacken.
Ingwer schälen und fein hacken.
Tomaten waschen, Strunk entfernen und Schäle abziehen.
Öl in Pfanne erhitzen und Zwiebel, Knoblauch und Ingwer darin glasig andünsten. Anschließend den Spinat, die Tomaten, Milch und Wasser dazugeben, aufkochen lassen, würzen und gut umrühren.
Zugedeckt 10 Minuten köcheln lassen.
Kichererbsen waschen, abtropfen lassen und in die Pfanne geben.
Mit Chiliflocken bestreuen und das Gericht warm servieren.

## Lasagne Suppe

Dauer: 30 Minuten
Portionen: Für vier Personen

**Zutaten:**

1 Zwiebel
3 Knoblauchzehen
10 g Oliven
400 g Hackfleisch
1 Prise Salz
1 Prise Pfeffer
1 Prise Kräuter der Provence
1 Prise Oregano
1 Prise Basilikum
1 L Gemüsebrühe
800 g Tomaten
50 g Tomatenmark
200 g Lasagneplatten
150 g Creme fraiche
50 g Käse
1 EL Öl

**So wird es gemacht:**

Zwiebel schälen, waschen und fein würfeln.
Knoblauch schälen, waschen und fein würfeln.
Öl in einem Topf erhitzen und Zwiebeln darin glasig andünsten.
Hackfleisch dazugeben und krümelig anbraten.
Knoblauch nun in den Topf dazugeben, gut miteinander vermengen und mit den Gewürzen und Kräutern abschmecken.
Wenn das Fleisch gar ist, Gemüsebrühe dazugeben und vermischen.
Tomaten waschen, Strunk entfernen und fein hacken.
Gemeinsam mit dem Tomatenmark in den Topf geben und alles zugedeckt für wenige Minuten köcheln lassen.
Platten in mundgerechte Stücke zerkleinern. Platten in den Topf geben und solange köcheln lassen, bis diese bissfest sind.
Ein letztes Mal mit den Gewürzen abschmecke.
Suppe auf Tellern servieren, mit geriebenem Käse bestreuen und Creme servieren.

## Eier-Gemüseschmarrn

Dauer: 20 Minuten
Portionen: Für zwei Personen

**Zutaten:**

2 Eier
100 g Frischkäse
1 EL Chia Samen
50 g Käse
1 Prise Salz
1 Prise Pfeffer
1 EL Butter
1 Stange Sellerie
1 Chicorée
2 Radieschen
1 EL Rucola
2 Kirschtomaten
1 EL Schnittlauch

**So wird es gemacht:**

Eier und Frischkäse in einer Schüssel miteinander verquirlen.
Käse fein reiben und mit Samen, Salz und Pfeffer in die Schüssel geben, gut miteinander vermengen und anschließend zur Seite legen.
In der Zwischenzeit Sellerie waschen, abtropfen lassen und in feine Scheiben schneiden.
Chicorée in Streifen schneiden. Radieschen waschen, abtropfen lassen und fein würfeln.
Rucola waschen, abtropfen lassen und fein hacken.
Butter in einer Pfanne erhitzen und Gemüse darin für einige Minuten anbraten.
Eiermasse über das Gemüse schütten und gut stocken lassen.
Währenddessen Tomaten waschen und halbieren.
Schnittlauch waschen und fein hacken.
Pfanneninhalt auf zwei Teller verteilen und mit Tomaten und Schnittlauch garnieren.

## Gemüsesalat

Dauer: 30 Minuten
Portionen: Für vier Personen

**Zutaten:**

400 g Weißkohl
1 Mango
1 Chilischote
1 Ingwer
1 Zwiebel
2 EL Reisessig
2 EL Erdnussöl
2 EL Sojaöl
2 EL Limettensaft
1 Prise brauner Zucker
1 EL Sojasauce
Salz
2 EL Koriander, gehackt
4 Knoblauchzehen
Pflanzenöl
60 g Erdnüsse

**So wird es gemacht:**

Weißkohl waschen, Blätter entfernen und in dünne Streifen hobeln.
Mango schälen, Fruchtfleisch in dünne Streifen schneiden.
Chili waschen, längs halbieren, entkernen und würfeln.
Ingwer schälen und fein würfeln. Zwiebel schälen und fein würfeln.
Alle Salatzutaten in eine Schüssel geben und vermischen.
Essig, Öl, Limettensaft, Zucker, Sojasauce, Salz und Koriander vermischen in einer großen Schale.
Nun die Marinade mit dem Salat vermischen.
Knoblauch schälen und in feine Streifen schneiden.
Öl in einem Topf erhitzen und den Knoblauch darin dünsten.
Auf Küchenkrepp abtropfen lassen und salzen.
Nüsse grob hacken. Essen auf Tellern servieren, mit Nüssen bestreuen und dem Knoblauch zusammen servieren.

## Kürbissuppe mit Ingwer und Kokos

Dauer: 50 Minuten
Portionen: Für vier Personen

**Zutaten:**

600 g Kürbis
1 Stück Ingwer
1 Zwiebel
1 Dose Kokosmilch
2 TL Currypaste
500 ml Gemüsebrühe
1 Kartoffel
1 Handvoll Kürbiskerne
1 kleines Stück Ingwer

**So wird es gemacht:**

Kürbis halbieren, entkernen und würfeln.
Ingwer schälen und fein hacken.
Zwiebel schälen, waschen und fein würfeln.
Kartoffel schälen, waschen und fein würfeln.
Kleines Stück Ingwer schälen und in Scheiben schneiden.
Kokosmilch in einem Topf erhitzen. Zwiebel, Ingwer und Currypaste dazugeben und für 4 Minuten köcheln lassen.
Anschließend Kürbis und Kartoffel dazugeben und weitere 4 Minuten köcheln lassen.
Mit Gemüsebrühe ablöschen.
Für 30 Minuten zugedeckt bei leichter Hitze köcheln lassen und anschließend fein pürieren.
Mit Kürbiskernen garnieren und Ingwer dazugeben.

## Naanbrot

Dauer: 90 Minuten
Portionen: Für sechs Personen

### Zutaten:

250 g Mehl
1 TL Backpulver
1 TL Salz
30 g Naturjoghurt
125 g lauwarmes Wasser
6 EL Butter
3 EL Öl

### So wird es gemacht:

Mehl, Salz und Backpulver in eine Schüssel geben und miteinander vermischen. Joghurt und Wasser dazugeben und zu einer homogenen Masse verarbeiten. Zugedeckt für eine Stunde ruhenlassen.
Hände leicht anfeuchten und aus dem Teig 6 kleine Kugeln formen.
Diese Kugeln auf einer bemehlten Fläche komplett ausrollen.
Mit Butter bestreichen.
Öl in einer Pfanne erhitzen und die Naanbrote von beiden Seiten für eine Minute anbraten.

## Huhn in Paprika-Tomatensauce mit Gnocchi

Dauer: 25 Minuten
Portionen: Für vier Personen

**Zutaten:**

3 Hähnchenbrustfilets
2 Packungen Gnocchi
1 Dose Tomaten
2 Paprikaschoten
2 TL Salz
1 Knoblauchzehe
1 TL Pfeffer
1 TL Paprikapulver
3 TL italienische Kräuter

**So wird es gemacht:**

Hähnchenbrustfilets waschen, trocken tupfen und in mundgerechte Stücke schneiden.
Paprikaschote waschen, entkernen und fein würfeln.
Topf voller Wasser erhitzen.
Gnocchi in den Topf geben und für 10 Minuten köcheln lassen.
Hähnchenfleisch in einer Pfanne anbraten.
Paprika dazugeben und kurz andünsten.
Tomaten passieren und den Inhalt ablöschen.
Knoblauch hineinpressen.
Alles mit den Gewürzen abschmecken.

## Spitzkohl mit Papayapüree und Sauerampfer

Dauer: 30 Minuten
Portionen: Für zwei Personen

**Zutaten:**

500 g Fischfilets
1 Spitzkohl
1 Papaya
½ Zitrone, Saft
3 EL Sahne
2 EL Paniermehl
1 EL Butter
1 EL Olivenöl
1 Prise Salz
1 Prise Pfeffer
1 EL Sauerampfer

**So wird es gemacht:**

Papaya halbieren und entkernen.
Fruchtfleisch herausschneiden und mit Zitronensaft und Sahne in einen Mixer geben und fein pürieren.
Mit Salz und Pfeffer abschmecken.
Spitzkohl waschen, Blätter abzupfen und vierteln.
Öl in einer Pfanne erhitzen und den Kohl darin leicht anbraten.
Fischfilet in vier gleichgroße Stücke schneiden und mit Paniermehl bestreuen.
Butter in einer Pfanne erhitzen und den Fisch darin anbraten.
Mit Salz und Pfeffer würzen.
Kohl und Fisch auf einem Teller servieren und das Püree darauf verteilen.
Mit Sauerampfer dekorieren.

## Kartoffelsalat

Dauer: 80 Minuten
Portionen: Für zwei Personen

**Zutaten:**

250 g Kartoffel
2 Gewürzgurken
1 Frühlingszwiebel
5 Champignons
½ Paprikaschote
50 ml Gemüsebrühe
1 EL Olivenöl
1 EL Essig
1 TL Senf
1 Prise Salz
1 Prise Pfeffer
1 Prise Currypulver
1 EL Schnittlauch

**So wird es gemacht:**

Kartoffeln in einen Topf voller Wasser geben und gar kochen.
Schälen und in dicke Scheiben schneiden.
Gewürzgurken würfeln.
Zwiebel schälen, waschen und fein hacken.
Champignons putzen und in Scheiben schneiden.
Paprika waschen, entkernen und würfeln.
Alles in eine Schüssel geben und miteinander vermengen.
Öl, Gemüsebrühe, Essig und Senf in eine Schüssel geben und zu einem Dressing verarbeiten.
Mit Salz, Pfeffer und den Kräutern abschmecken.
Dressing über die Kartoffeln und das Gemüse träufeln.
Für 2 Stunden ziehen lassen.

## Gemüsepfanne mit Rind

Dauer: 60 Minuten
Portionen: Für vier Personen

**Zutaten:**

8 Karotten
1 Aubergine
2 Zucchini
2 Zwiebeln
6 Champignons
2 Paprikaschoten
200 g Kirschtomaten
180 g Ziegenkäse
400 g Rinderhackfleisch
5 EL Knoblauchpaste
5 EL Sonnenblumenöl
4 EL Salz
1 TL Pfeffer

**So wird es gemacht:**

Den Ofen auf 200 Grad vorheizen.
Ein Backblech mit Backpapier auslegen.
Karotte schälen, waschen und würfeln.
Aubergine waschen und würfeln.
Zucchini waschen, Enden abschneiden und würfeln.
Zwiebel schälen, waschen und würfeln.
Champignon putzen und würfeln.
Paprikaschote waschen, entkernen und würfeln.
Kirschtomaten waschen und würfeln.
Ziegenkäse würfeln.
Gemüse, Käse und Rind in eine Schüssel geben und zu einer homogenen Masse verarbeiten.
Mit Öl, Paste, Salz und Pfeffer würzen und wieder gut umrühren.
Die Masse gleichmäßig auf dem Blech verteilen und für 40 Minuten in den Ofen geben.

## Gebratene Champignons

Dauer: 30 Minuten
Portionen: Für zwei Personen

**Zutaten:**

250 g Champignons, braun
250 g Champignons, weiß
1 Zwiebel
1 Knoblauchzehe
2 EL Creme fraiche
1 Rettich
1 Möhre
2 Zucchini
2 EL Rapsöl
1 Prise Salz
1 Prise Pfeffer

**So wird es gemacht:**

Zwiebel und Knoblauch schälen, waschen und fein hacken.
Zucchini waschen, Enden abschneiden und in sehr feine Streifen schneiden.
Möhre schälen, waschen und in sehr feine Streifen schneiden.
Champignons putzen und halbieren.
Öl in einer Pfanne erhitzen und Knoblauch und Zwiebel darin glasig andünsten. Anschließend die Champignons dazugeben und für 10 Minuten köcheln lassen.
Creme fraiche dazugeben und dann nach und nach das restliche Gemüse hinzufügen.
Alles gut miteinander vermengen und mit Salz und Pfeffer abschmecken.

## Gemüsesuppe oder auch Wundersuppe

Dauer: 30 Minuten
Portionen: Für zehn Personen

**Zutaten:**

200 g Lauchzwiebel
1 Knoblauchzehe
800 g Hähnchenbrustfilet
350 g Möhren
600 g Kürbis
500 g Brokkoli
500 g Zucchini
400 g Tomaten
300 g Paprikaschote
1 Lorbeerblatt
1 EL Öl
2 L Gemüsebrühe
4 EL Salz
2 EL Pfeffer

**So wird es gemacht:**

Lauchzwiebel waschen und in feine Ringe schneiden. Knoblauchzehe schälen, waschen und fein würfeln. Hähnchenbrust waschen, trocken tupfen und in mundgerechte Stücke schneiden. Möhren schälen, waschen und in Scheiben schneiden.
Kürbis entkernen und fein würfeln.
Brokkoli waschen und in Röschen verteilen.
Zucchini waschen, Enden abschneiden und in feine Streifen schneiden.
Tomaten waschen, Strunk entfernen und schälen. Paprikaschote waschen, entkernen und in Würfel schneiden.
Öl in einem Topf erhitzen und Lauchzwiebel und Knoblauch darin anbraten.
Mit Gemüsebrühe ablöschen und für paar Minuten aufkochen lassen.
Hähnchen und Lorbeerblatt dazugeben und gut umrühren.
Für 12 Minuten zugedeckt köcheln lassen. Anschließend nach und nach das restliche Gemüse dazugeben und für 15 Minuten köcheln lassen. Dabei mehrmals umrühren. Mit Salz und Pfeffer abschmecken.

**Blumenkohl-Timbale**

Dauer: 20 Minuten
Portionen: Für zwei Personen

**Zutaten:**

Für das Gemüse:

200 g Brokkoli, in Röschen geteilt
100 g Weißkohl, fein geschnitten
100 g Karotten, in Streifen
50 g Knollensellerie, in Streifen
½ Zucchini, in Streifen
½ Paprikaschote, in Streifen
½ Lauchstange, in Ringen schneiden
½ Gurke, fein gehackt

Für die asiatische Sauce:

1 Paprikaschote, grob gehackt
50 g Stangensellerie, grob gehackt
1 Stange Zitronengras, grob gehackt
1 Orange
3 Datteln, entkernt
1 Stück Ingwer
1 TL Kurkuma
2 EL Tahin
2 EL Miso
3 EL Zitronensaft
1 TL Senf
2 TL Flohsamenschalen

Für die Marinade:

1 Orange, Saft
½ Zitrone, Saft
2 EL Miso
2 TL Mandelöl
1 TL Birkenzucker
1 Msp. Xylitol

Für Blumenkohl-Reis:

500 g Blumenkohl, grob gehackt
1 TL Mandelmus
¼ TL Salz

Zum Garnieren:

2 TL schwarze Sesamsamen
Korianderblätter

**So wird es gemacht:**

Für das Gemüse:
Alle Zutaten in eine große Schüssel geben und vermischen.

Für die Marinade:
Alle Zutaten in einen Mixer geben, Püree über das Gemüse verteilen und gut vermengen. 4 Stunden beiseitestellen.

Für die Sauce:
Alle Zutaten in einen Mixer geben und zu einem Püree verarbeiten.
Sauce zum Gemüse geben und unterrühren.

Für den Reis:
Alle Zutaten zu einer reisähnlichen Konsistenz verarbeiten.
Gemüse auf Tellern anrichten.
Reis auf das Gemüse stürtzen und mit Sesam bestreuen.
Mit Koriander garnieren.

Guten Appetit!

# Impressum


*1. Auflage*

*Kontakt: Maximilian Klein, Goldammerstr.18,*
*12351 Berlin, Deutschland*
*Covergestaltung: Lisa Biegemann*
*Coverfoto: depositphotos.com*

# Haftungsausschluss

„Die Verwendung der Informationen in diesem Buch und die Umsetzung derselben erfolgt ausdrücklich auf eigenes Risiko. Der Autor kann für etwaige Unfälle und Schäden jeder Art, die sich bei der Zubereitung der Speisen ergeben, aus keinerlei Rechtsgrund die Haftung übernehmen. Haftungsansprüche gegen den Autor für Schäden jeglicher Art, die durch die Nutzung der Informationen in diesem Buch, bzw. durch die Nutzung fehlerhafter und/ oder unvollständiger Informationen verursacht wurden, sind ausgeschlossen. Folglich sind auch Rechts- und Schadenersatzansprüche ausgeschlossen. Der Inhalt dieses Werkes wurde mit größter Sorgfalt erstellt und überprüft. Der Autor übernimmt keine Gewähr und Haftung für die Aktualität, Korrektheit, Vollständigkeit und Qualität der bereitgestellten Informationen. Druckfehler können nicht vollständig ausgeschlossen werden. Weiterhin beruht der Inhalt dieses Werkes auf persönlichen Erfahrungen und Meinungen des Autors. Der Inhalt darf nicht mit medizinischer Hilfe verwechselt werden."

29550502R00061

Printed in Poland
by Amazon Fulfillment
Poland Sp. z o.o., Wrocław